DÉPÔT LÉGAL
Année 1899

BIBLIOTHÈQUE NATIONALE
IMPRIMÉS

CONTRIBUTION A L'ÉTUDE DU TRAITEMENT

DE LA

TUBERCULOSE PULMONAIRE

(CONGRÈS DE LA TUBERCULOSE DE 1898)

Par le Dr CONIL

Médecin adjoint de Saint-Lazare
Médecin de l'Assistance publique
Officier d'Académie

ROUEN

IMPRIMERIE CAGNIARD (LÉON GY, SUCCESSEUR)

rue Jeanne-Darc, 88

—

1899

CONTRIBUTION A L'ÉTUDE DU TRAITEMENT

DE LA

TUBERCULOSE PULMONAIRE

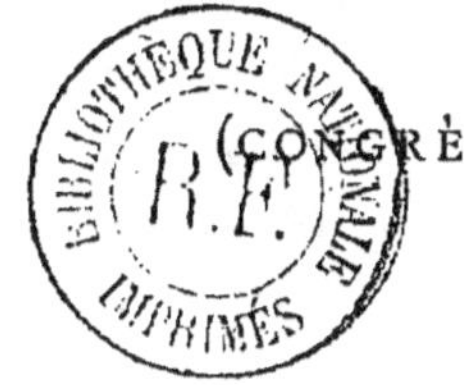

(CONGRÈS DE LA TUBERCULOSE DE 1898)

Par le Dr CONIL

Médecin adjoint de Saint-Lazare
Médecin de l'Assistance publique
Officier d'Académie

ROUEN

IMPRIMERIE CAGNIARD (LÉON GY, SUCCESSEUR)

rue Jeanne-Darc, 88

1899

AVANT-PROPOS

Si on excepte peut-être la diphtérie avant la découverte du sérum de Roux et Behring, la tuberculose pulmonaire est certainement la maladie contre laquelle on a proposé le plus grand nombre de remèdes. Depuis le jour où Laënnec a dit : « La guérison de la phtisie n'est pas au-dessus des forces de la nature, mais l'art ne possède aucun moyen certain d'arriver à ce but », l'imagination des médecins s'est donné carrière, et les méthodes de traitement les plus diverses ont été instituées.

L'énumération très sommaire peut se diviser en deux époques bien distinctes : la période antérieure à la découverte du bacille de Koch ; la période postérieure à cette découverte.

Il y a trente ans, le traitement d'un phtisique comprenait trois modes d'intervention :

1º Les révulsifs à la peau, teinture d'iode, vésicatoires, pointes de feu, et surtout l'horrible cautère, qu'on faisait suppurer indéfiniment à l'aide d'un pois dans l'espoir d'attirer au siège de la suppuration l'inflammation intérieure ;

2º Des médicaments internes qui eux-mêmes comprenaient deux catégories : les calmants et les balsamiques. Les préparations opiacées les plus diverses : extrait thébaïque, codéine, morphine, cynoglosse, etc..., l'aconit, la belladone, le laurier-cerise, et combien d'autres ! D'autre part, toutes les résines possibles, goudron, térébenthine, copahu, gurgum, et même du pétrole pur, qu'on décorait du nom d'huile de Gabian.

On les employait aussi en usage externe. Mon excellent maître, Constantin Paul, faisait inhaler à ses phtisiques de l'air qui avait barboté dans une dilution d'essence de térébenthine. A chaque inspiration, les malheureux avaient à vaincre, avec leurs poumons avariés, la résistance de dix centimètres de liquide, que l'air devait traverser pour arriver à leurs bronches. Le résultat était nul, et les efforts qu'ils avaient à faire m'ont laissé un souvenir pénible.

Dans le même ordre d'idées, on envoyait les malades respirer l'air des sapins d'Arcachon, on les faisait loger au-dessus d'une étable ou à proximité d'une usine à gaz. Enfin les plus riches allaient, comme aujourd'hui, mourir à Cannes ou à Menton.

3° Le troisième ordre de moyens de traitement était de beaucoup le plus rationnel et subsiste encore aujourd'hui. Il consistait à soutenir l'état général du malade par des toniques, à augmenter sa résistance contre la marche envahissante de la maladie. On donnait déjà ce que nous donnons encore : du quinquina, de l'huile de foie de morue, et surtout du phosphate de chaux, qui venaient en aide à une alimentation abondante et substantielle. Aujourd'hui on appelle cela la suralimentation : le mot est nouveau, la chose ancienne.

Survint la découverte de Robert Koch, qui démontra que la phtisie n'était pas une maladie inflammatoire, comme on l'avait cru jusqu'alors, mais une maladie infectieuse, parasitaire, due à un microbe en forme de batonnet, le bacille qui porte son nom. Instantanément, la thérapeutique changea du tout au tout, ou du moins, sans abandonner complètement les anciens traitements, on entra dans un ordre d'idées entièrement nouveau.

On savait que les milieux antiseptiques ne permettaient pas le développement des cultures microbiennes, et que certaines substances frappaient de mort les microbes soumis à leur contact : du moins, cela se passait ainsi sur les plaques de verre du microscope. De là à faire absorber ces substances pour obtenir les mêmes effets dans l'organisme, il n'y avait qu'un pas, vite franchi, et nous arrivons à la période moderne du traitement de la tuberculose, à la thérapeutique antiseptique.

On se mit à saturer les malades d'iodoforme, de phénol, de naphtol, d'ychthyol ; plus tard on eut recours aux dérivés de la houille et du goudron : la créosote, le gaïacol, la terpine, l'élatine ; on employa aussi des antiseptiques végétaux : l'eucalyptol, le salol, etc... Et je ne parle que de ceux qui ont eu leur heure de vogue et ont tenu une place réelle dans la thérapeutique. De ceux qui ont été seulement essayés, la liste serait trop longue et sans intérêt.

Le moindre inconvénient de tous ces produits chimiques était d'irriter la muqueuse du tube digestif, d'amener des dyspepsies souvent douloureuses et la perte complète de l'appétit : inconvénient énorme chez des malades pour lesquels l'alimentation abondante est une question de vie ou de mort. Aussi fut-on rapidement conduit à les faire absorber par la voie rectale, et surtout par la voie hypodermique : les lavements de créosote et de gaïacol, les injections sous-cutanées d'eucalyptol, de gaïacol, de créosote, eurent leur moment de vogue et ne sont pas encore complètement abandonnées.

Malheureusement, la créosote en lavement supprime l'appétit presque aussi sûrement que quand elle est introduite directement dans l'estomac. Les injections sous-cutanées de créosote et de gaïacol ont aussi ce défaut, et, de plus, elles sont douloureuses et provoquent fréquemment des abcès fort pénibles.

Comme ces inconvénients ne sont pas compensés par une action réelle sur la marche de la maladie, le corps médical a une tendance manifeste à abandonner tous ces médicaments plutôt nuisibles qu'utiles. S'il y recourt encore, c'est parce qu'il faut bien donner quelque chose pour ne pas avouer son impuissance, et, la routine aidant, on prescrit, sans conviction aucune, le remède consacré, pour que le client emporte une ordonnance !

Parlerai-je des traitements suggérés par certaines immunités professionnelles relatives (vidangeurs, verriers, etc...) ? Des irrigations rectales d'acide sulfhydrique, des inhalations fluorhydriques du Dr Seiler, des atmosphères résineuses de Schmeiser ? Traitements abandonnés dès leur naissance, parce que les résultats n'en furent pas concluants !

En somme, cette thérapeutique, fondée sur la théorie antiseptique, n'a pas répondu aux espérances qu'elle avait fait naître au début. Le poumon n'est pas un tube à expériences, et l'action directe de ces agents sur le bacille, observée in vitro, ne s'est pas reproduite dans l'organisme. Cela tient, d'une part, à ce que le médicament ne pouvait atteindre le bacille dans la profondeur des tissus, à ce que les remèdes ingérés subissent des altérations chimiques avant d'arriver au siège du mal, et surtout à ce que le bacille de Koch possède une vitalité remarquable, et que, pour le détruire directement comme dans les expériences de laboratoire, il aurait fallu employer les antiseptiques à un degré de concentration que le tissu pulmonaire ne peut supporter sans être détruit lui-même.

Cependant, l'étude approfondie du bacille a fourni quelques indications utiles. On a pu établir qu'au contact permanent de l'air froid son développement subit un temps d'arrêt : il ne meurt pas, mais reste stationnaire et ne se multiplie plus. Cette constatation a amené la création d'établissements spéciaux, dits Sanatoriums, situés dans des régions montagneuses où la température se maintient uniformément pendant l'hiver aux environs de — 4°. Les malades y passent l'hiver en plein air, environnés de neige. Ils ne guérissent pas, car, dès leur retour en plaine, la maladie reprend sa marche, mais pendant leur séjour elle marque un temps d'arrêt.

Ces sanatoriums, dont les plus connus sont ceux de Leysin et de Davos, dans l'Engadine, reçoivent un grand nombre de malades, et si l'action de l'air froid était complétée par l'application du traitement rationnel que j'ai exposé au Congrès de la Tuberculose, c'est certainement dans ces conditions qu'on pourrait obtenir le plus grand nombre de guérisons définitives.

Ce rapide exposé de la thérapeutique officielle peut se résumer, comme résultat, au mot NÉANT. C'est l'impuissance complète, absolue, lamentable. Le médecin qui se borne à suivre cette routine regarde mourir lentement ses malades sans pouvoir leur offrir autre chose que des palliatifs trompeurs, dont il connaît lui-même l'inanité. J'affirme que ce médecin NE FAIT PAS SON DEVOIR, QUI EST DE NE PAS S'EN TENIR A CE QU'IL SAIT INUTILE, et par conséquent de CHERCHER AUTRE CHOSE de plus efficace.

Le traitement qui a fait l'objet de la communication qu'on va lire au Congrès de la Tuberculose, dans sa séance du 2 août 1898 (1),

______

(1) Annales du Congrès de la Tuberculose, pages 912 et suiv.

constitue un effort nouveau et un progrès certain sur tous les traitements antérieurs. Il a fait ses preuves d'une façon indiscutable sur plus de 900 malades qui ont présenté, en dix-huit mois, une mortalité trois fois moins forte que le même nombre de cas traités par les méthodes usuelles, et s'il était employé universellement, la proportion de décès par tuberculose sur la mortalité générale tomberait rapidement de 25 o/o qu'elle compte actuellement à 10 ou 12 o/o au maximum.

Ce traitement est facile, peu coûteux, absolument inoffensif; il plaît aux malades, et peut se faire à volonté dans un établissement spécial ou chez soi. Il n'exige pas, comme les cures d'air, l'interruption des occupations dont le malade a besoin pour vivre. Il est à la portée de tous, puisque les indigents l'ont gratuitement à leur disposition. Enfin il réunit toutes les conditions d'efficacité et de bon marché, que chacun réclame avec raison, et c'est là qu'il faut chercher la cause du succès éclatant qu'il a rencontré depuis qu'il est institué.

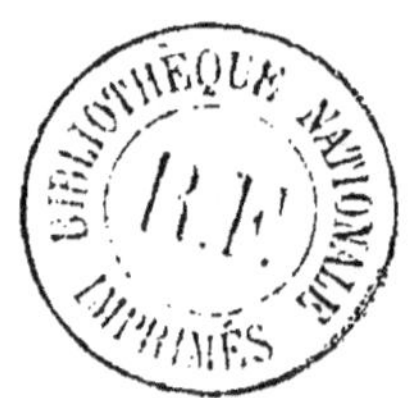
BIBLIOTHÈQUE NATIONALE IMPRIMÉS

Dr P. CONIL.

TRAITEMENT

DE LA

TUBERCULOSE PULMONAIRE

PAR LES INJECTIONS DE SÉRUM DE BOUC

LES INHALATIONS D'ALDÉHYDE FORMIQUE

ET L'ÉLECTRICITÉ STATIQUE

Par le Dr CONIL, de Paris (1).

MESSIEURS,

Le présent Congrès, dont j'ai été un auditeur attentif, a été fécond en enseignements théoriques et diagnostiques : MM. les professeurs Arloing et Bouchard nous ont enseigné de précieux éléments de diagnostic précoce; MM. les professeurs Moussu et Nocard ont montré des relations étroites entre les tuberculoses humaine et animale, et ont déployé une rare ingéniosité pour donner la tuberculose aux animaux qui précédemment se refusaient à la contracter. Enfin, des mesures de prophylaxie excellentes ont été indiquées.

Mais, pour la tuberculose pulmonaire tout au moins, car celles de la peau et des os sont plus favorisées, le côté pratique immédiat n'a été traité que par de rares orateurs, et, si quelques praticiens ont suivi nos séances avec l'espoir d'y recueillir une notion thérapeutique nouvelle pouvant apporter de suite quelque soulagement à leur clientèle, je crains que cet espoir n'ait été déçu.

Nous espérons tous beaucoup en la prophylaxie. Mais cette pro-

(1) Communication au Congrès de la tuberculose. — *Annales du Congrès*, pages 912 et suiv.

phylaxie est un problème colossal, plutôt social et politique que médical, et comportant des difficultés peut-être insurmontables.

Il faudrait supprimer la misère, l'alcoolisme, la débauche, et tous
les éléments de déchéance vitale qui nous mettent en état de récepti-
vité bacillaire. Les seules mesures d'ordre public indiquées par l'Académie de médecine entraîneront une dépense de plusieurs milliards,
ce qui veut dire qu'elles resteront lettre morte, ou, du moins, qu'il
faudra plusieurs générations pour les réaliser.

La lutte de l'hygiène moderne contre les maladies bacillaires a déjà
donné des résultats éclatants : la variole n'existe pour ainsi dire plus,
la diphtérie est domptée, la fièvre typhoïde, la scarlatine, l'érysipèle
ont diminué dans des proportions telles, qu'un médecin occupé reste
souvent une année entière sans en observer un seul cas. La tuberculose pulmonaire est la seule sur laquelle nous n'ayons rien gagné, et,
au contraire, ses ravages vont sans cesse croissant. Cela tient à ce que
les maladies précitées sont aiguës et passagères; elles sont dues *uni-
quement* à la contagion, et constituent en quelque sorte des accidents qui, s'ils ne tuent pas de suite, permettent une guérison complète.

Pour la phtisie, au contraire, la contagion bacillaire n'est qu'un
élément *secondaire* de sa production. L'Académie de médecine, en
accordant à cette contagion la première place dans l'étiologie de la
tuberculose, commet certainement une erreur. Tous, tant que nous
sommes, nous vivons constamment entourés de bacilles, nous en man-
geons, nous en respirons, nous en absorbons par toutes les portes
d'entrée que la nature nous a octroyées. Si donc la contagion suffisait
pour se tuberculiser, le genre humain aurait déjà disparu, et les médecins, les infirmiers, ceux qui, par profession, vivent au contact
journalier des malades, devraient être les premières victimes du fléau.
Or, il n'en est rien, et ces professions paraissent au contraire jouir
d'une immunité relative.

Donc, l'élément étiologique prépondérant *n'est pas la contagion*.
Cet élément est, de beaucoup, le terrain d'évolution. Sans doute, les
cas de tuberculose, par contagion seule, d'individus sains et vigou-
reux, non héréditaires, sont certains, mais ils constituent la petite,

l'infime exception, et il est toujours dangereux de raisonner sur l'exception.

Par contre, nous voyons la terrible maladie frapper en masse la partie pauvre de la population, le mot *pauvre* étant pris dans son sens physiologique, c'est-à-dire les surmenés, les viveurs, les mal nourris, les alcooliques, les débauchés, les héréditaires, qui tiennent de leurs auteurs, non le bacille lui-même, mais la débilité congénitale favorable à son évolution.

Pour ces malheureux, l'invasion du bacille n'est qu'une occasion de mourir, le coup de grâce qui les achève, et ils succombent en réalité à la déchéance vitale qui est en eux-mêmes bien plus qu'aux atteintes d'un agent extérieur. Il y a là une résultante de causes multiples, contre lesquelles la médecine a été bien impuissante jusqu'à présent, et que tous nos efforts doivent tendre à combattre.

Donc, *l'action efficace* de la prophylaxie *sur la mortalité tuberculeuse* semble encore bien éloignée, et cependant ces tuberculeux sont légion qui attendent de nous une amélioration de leur sort. Et de quoi disposons-nous en leur faveur? Si je passe sous silence une multitude de médicaments, aussitôt abandonnés qu'essayés, il nous reste : la suralimentation, et les balsamiques.

La suralimentation n'est pas toujours possible pour des raisons de deux sortes : souvent le malade ne tolère pas les aliments; ils lui inspirent un dégoût profond, et quand, à force de volonté, il a absorbé quelque chose, il le vomit. Plus souvent encore, surtout dans la classe indigente, qui est la plus éprouvée, ce n'est pas la tolérance qui manque, mais l'alimentation elle-même. En passant, j'ouvre une parenthèse pour recommander particulièrement cette considération aux amateurs de prophylaxie : qu'ils obtiennent des pouvoirs publics qu'on donne à manger à ceux qui ont faim, et la tuberculose diminuera *tout de suite* dans des proportions considérables. Pour ma part, c'est souvent avec une sorte de honte intérieure que je distribue des médicaments chimériques à des malheureux dont la misère et les privations sont l'unique maladie.

Restent les balsamiques, c'est-à-dire la créosote et son dérivé, le gaïacol, pour ne parler que des principaux. Leur action sur la marche de la phtisie est bien incertaine. Ils n'améliorent que rarement l'état des bronches, mais presque toujours ils suppriment l'appétit et compromettent la digestion, chez des malades dont l'alimentation est le principal élément de résistance, et pour lesquels l'intégrité du tube digestif est une question de vie ou de mort. Mon maître, Constantin Paul, divisait nettement les phtisiques en deux catégories : ceux qui mangent et ceux qui ne mangent pas; les premiers s'amélioraient toujours; il condamnait les autres et se trompait rarement. Eh bien! la créosote fait passer les malades de la première catégorie à la seconde, et, pour cette raison, j'ai renoncé à son emploi de la façon la plus absolue.

Ces réflexions, très antérieures au présent Congrès, mais que son audition n'a fait que confirmer, m'ont conduit à instituer le traitement qui fait l'objet de cette communication.

Ce traitement comprend : d'abord des injections de sérum artificiel qui ont été discutées à plusieurs reprises par notre Congrès. Je les pratique à des doses moindres que celles indiquées par MM. Sirot et Hutinel. Elles sont ordinairement de cinq centimètres cubes, et je ne dépasse jamais dix ; mais je répète ces injections tous les jours pendant plusieurs mois, de sorte que, finalement, la quantité absorbée est assez considérable. Au cours d'une pratique de dix-huit mois, qui porte sur 800 malades de toutes classes, et à tous les degrés de la tuberculose, pris aussi bien dans mon service du bureau de bienfaisance du XVIIIe arrondissement que dans ma clientèle privée, *jamais une seule fois* je n'ai observé les accidents signalés par M. Hutinel. A ces doses, la réaction fébrile se produit dans un tiers des cas environ, mais elle est faible, la tolérance s'établit vite, et est toujours parfaite dès le troisième ou quatrième jour.

Ce sérum est à base de chlorure de sodium à 7 o/oo et de phosphate de soude. Son activité est considérablement augmentée par l'addition, dans la proportion de 15 o/o, de sérum normal d'un animal réfractaire à la tuberculose. Je me suis adressé successivement au chien, au mouton et au bouc. Après des essais comparatifs de trois mois pour chacun de ces sérums, c'est au *sérum de chèvre, ou mieux de bouc,* que j'ai donné définitivement la préférence, en raison de son activité supérieure et des meilleurs résultats obtenus.

Ces injections, en dehors même de leur action directe sur le bacille, que je crois réelle, mais qui n'est pas encore admise sans conteste, relèvent énergiquement l'état général, ramènent l'appétit et suppriment les sueurs nocturnes; c'est déjà un résultat fort appréciable sur lequel tous les expérimentateurs sont d'accord.

Dès le début du traitement, je les fais accompagner par des inhalations antiseptiques d'aldéhyde formique.

Nul ne conteste le pouvoir microbicide du formol, et, au début de ce Congrès, M. Martin nous disait que des tubes de culture mis en contact avec le formol gazeux s'arrêtaient dans leur évolution. La difficulté provient de ce que ce gaz est irrespirable à l'état pur, et provoque des désordres graves. Il n'en va pas de même si on le mélange à l'acide carbonique, dont l'action anesthésique sur la muqueuse respiratoire le fait facilement supporter.

Pour obtenir facilement et dans tous les milieux sociaux ce mélange de formol et d'acide carbonique, j'emploie un appareil inhalateur fort simple et d'un maniement très facile. C'est un simple flacon à deux tubulures contenant un mélange de bicarbonate de soude et d'acide tartrique. La tubulure centrale, munie d'un tube à robinet, amène goutte à goutte l'eau dont le contact va déterminer le dégagement d'acide carbonique. Par la seconde tubulure le gaz s'échappe pour aller barboter dans une petite poire contenant la solution de formol. Celle-ci contient environ 20 grammes d'eau, et on y ajoute du formol du commerce, dont la dose se gradue à volonté suivant la tolérance de chaque malade. Je commence généralement par quinze gouttes et augmente successivement d'une goutte par jour, suivant la tolérance de chaque malade, sans jamais dépasser cinquante. J'arrive ainsi à faire supporter, sans la moindre fatigue, des inhalations de 15 à 20 minutes. Sous leur influence, l'expectoration devient plus facile, les crachats, verts et épais, deviennent rapidement blancs et spumeux, la muqueuse bronchique se sèche, les râles diminuent et disparaissent, et la pullulation des bacilles subit un ralentissement manifeste.

Ces inhalations, pratiquées autrement, mais suivant le même principe, donnent depuis longtemps, à l'hôpital de Villepinte, des résultats excellents. Employées seules, elles réussissent également fort bien aux asthmatiques.

C'est à tort qu'on a accusé ces inhalations de formol de provoquer des hémoptysies. J'ai fait prendre, sous ma direction, *plus de* 50,000 inhalations, et n'ai observé en dix-huit mois que *deux* hémoptysies pouvant raisonnablement leur être attribuées. Elles sont survenues toutes les deux chez des malades qui avaient, sans laisser s'établir graduellement la tolérance, augmenté trop vite la dose d'aldéhyde formique, pensant arriver ainsi à une guérison plus rapide. Tous deux également, ces malades étaient sujets à des hémoptysies fréquentes. J'affirme donc que quand cet accident se produit, il provient toujours d'un mode opératoire défectueux.

Tels sont les deux agents de traitement auxquels je soumets, dès le début, tout malade tuberculeux qui se présente à moi, quelle que soit la période de la maladie, sauf les cas de cavernes énormes où les pertes de substance sont trop étendues pour justifier un espoir de guérison. Dès le début aussi, j'administre une préparation quelconque de phosphate de chaux assimilable, pour réparer les pertes excessives en phosphates qu'on observe chez les phtisiques. C'est *le seul médicament* que je prescrive, afin de conserver l'intégrité des fonctions digestives.

J'attends ainsi qu'il se produise un début manifeste d'amélioration, que les malades accusent un meilleur appétit, aient retrouvé des forces, que les sueurs aient cessé, et que les expectorations se soient modifiées dans un sens favorable. Il est très rare que ces premiers résultats se fassent attendre plus de quinze à vingt jours. C'est alors que je fais intervenir la troisième partie du traitement : l'électricité statique.

Cet agent thérapeutique n'est pas nouveau : le Dr Arthuis l'emploie avec succès depuis de longues années, Beckensteiner en a longuement exposé les effets bienfaisants, et je suis surpris que son emploi ne se soit pas généralisé davantage.

Je me sers, comme agent de production, de puissantes machines à double cylindre d'ébonite pouvant donner des étincelles de trente centimètres, mais pouvant aussi se plier à volonté à la tolérance individuelle, qui est extrêmement variable. Je ne m'attarderai pas à vous décrire le manuel opératoire que tout le monde connaît, mais j'appelle, avec insistance, l'attention du Congrès sur l'action tonique et reconstituante de l'électricité statique dans toutes les maladies déprimantes, et spécialement dans la tuberculose, la plus déprimante de toutes.

Que, suivant la tolérance de chacun, elle soit administrée sous forme de simple douche, d'aigrette ou d'étincelles, cette action régénératrice est constante et ne fait jamais défaut, *à condition de ne pas s'adresser, dès le début, à un sujet trop affaibli.* C'est pour cela que je ne commence jamais les séances qu'après un début certain d'amélioration par les autres agents de traitement, c'est-à-dire quand j'ai la certitude qu'elles seront bien supportées.

Quelle est, au juste, l'action moléculaire de l'électricité statique sur l'organisme? On discutera, sans doute, encore longtemps là-dessus, mais il semble que chacun de nous vienne au monde avec une provision déterminée d'énergie nerveuse, et que cette provision s'épuise graduellement au cours des grandes diathèses qui ruinent l'organisme. Eh bien! qu'il y ait ou non identité de fluides, l'électricité statique restaure, au moins pour un temps, cette énergie perdue. C'est là, en dehors de toute interprétation théorique, un fait matériel indiscutable.

Ces différents modes de traitement ne sont pas nouveaux, et s'ils n'ont pas encore conquis, auprès du corps médical, toute la faveur qu'ils méritent, ils tendent néanmoins à entrer tous les jours davantage dans la pratique.

Mais *leur association m'est personnelle*, et je m'applaudis de l'avoir réalisée, car elle répond de tous points à l'indication fondamentale : d'accumuler en faveur du malade tous les éléments de résistance et de restauration organique dont nous pouvons disposer.

Les résultats pratiques et immédiats ont dépassé toutes mes espérances, et c'est en les comparant à l'impuissance lamentable de la thérapeutique usuelle que j'ai été amené à en faire part au Congrès.

Pardonnez-moi, Messieurs, d'avoir pris la question par son côté terre-à-terre, que négligent parfois un peu nos éminents maîtres, tout absorbés dans les hautes spéculations scientifiques. J'ai exposé sans aucune prétention un traitement d'application facile, peu coûteux, aisément accepté des malades, d'une innocuité absolue, et dont les effets sont très supérieurs à tous les autres. Ma pratique déjà ancienne le prouve abondamment, et je me ferai un plaisir de renseigner de la façon la plus complète ceux de mes confrères qui m'en témoigneraient le désir.

BIBLIOTHÈQUE NATIONALE R.F. IMPRIMÉS

www.ingramcontent.com/pod-product-compliance
Lightning Source LLC
LaVergne TN
LVHW050429060726
842526LV00007B/2490